Ameni JERBI

Investigação imunológica das dermatoses bolhosas auto-imunes

Ameni JERBI

Investigação imunológica das dermatoses bolhosas auto-imunes

O valor da imunofluorescência direta em biópsias de pele na investigação de dermatoses bolhosas auto-imunes

ScienciaScripts

Cover image: www.ingimage.com

This book is a translation from the original published under ISBN 978-620-6-71460-6.

Publisher:
Sciencia Scripts
is a trademark of
Dodo Books Indian Ocean Ltd. and OmniScriptum S.R.L publishing group

120 High Road, East Finchley, London, N2 9ED, United Kingdom
Str. Armeneasca 28/1, office 1, Chisinau MD-2012, Republic of Moldova, Europe
Printed at: see last page
ISBN: 978-620-8-18792-7

Conteúdo

Lista de abreviaturas

MAI: Doenças Auto-Imunes

Ag: Antigénio

DBAI: Dermatoses Bulleuses Auto-Immunes. Auto-

Ac: Auto-anticorpos.

JDE: Junção dermo-epidérmica.

IFD: Imunofluorescência

Ac: Anticorpo

CHU: Centro Hospitalar Universitário

Ig: Imunoglobulina.

C: Complemento.

FITC: Isotiocianato de Fluoresceína.

PBS: Solução salina tamponada com fosfato.

Introdução

As doenças auto-imunes (DAI) caracterizam-se por uma quebra da tolerância ao próprio, levando ao desenvolvimento de uma resposta imunitária humoral e/ou celular contra um ou mais antigénios (Ag) do próprio ou auto-Ag. Esta resposta imunitária é diretamente responsável pela lesão tecidular observada e pelas manifestações clínicas associadas à doença. Os componentes do organismo são então atacados pelo sistema imunitário (1).

Classicamente, é feita uma distinção entre IMAs específicas de um órgão, em que a resposta imunitária é dirigida contra um órgão em particular, e IMAs não específicas de um órgão, em que a resposta imunitária é dirigida contra vários órgãos ao mesmo tempo.
As dermatoses bolhosas auto-imunes (DBA) são DII específicas da pele e das mucosas. Caracterizam-se pela presença de auto-anticorpos (auto-Ab) dirigidos contra moléculas de adesão na pele e nas membranas mucosas, levando à alteração da função dos seus alvos antigénicos, resultando na formação de bolhas clínicas e/ou erosões (2,3).

Dependendo do local de clivagem, é feita uma distinção entre :

- **DBAI intra-epidérmico** ou o grupo de pênfigo caracterizado por auto-Ac dirigidos contra as proteínas estruturais dos desmossomas que asseguram a coesão dos queratinócitos na epiderme. A alteração da coesão intercelular leva à formação de bolhas intra-epidérmicas.
- **A DBAI subepidérmica** caracteriza-se pela presença de auto-Abs dirigidos contra os componentes da junção dermo-epidérmica (DEJ) (hemidesmossoma)(2,3). A perda de adesão dermo-epidérmica leva à formação de bolhas subepidérmicas.

O diagnóstico da DBAI baseia-se na evidência clínica (presença de bolhas e/ou erosões na pele e/ou nas mucosas), na histopatologia (evidência de clivagem intra ou sub-epidérmica) e na imunologia (evidência de auto-Ac circulante ou auto-Ac depositado nos tecidos)(4).

A imunofluorescência direta (IFD) é uma técnica imunológica realizada em criosecções de biópsias peri-lesionais, baseada na deteção de depósitos de Ac e/ou fracções do complemento utilizando Ac específicos conjugados com fluoresceína (2,5).

Os objectivos do nosso trabalho foram os seguintes

- Descrever os resultados observados no IFD nos diferentes ^{er}DBAI em 1 .
- E estudar a contribuição desta técnica para o diagnóstico da DBAI sub e intra-epidérmica no laboratório de imunologia do Hospital Universitário Habib Bourguiba de Sfax.

Materiais e métodos

1. Recrutamento de doentes

Este ... é um estudo descritivo retrospetivo deamostras de biópsia de pele recebidas no laboratório de imunologia do CHU Habib Bourguiba Sfax por suspeita de DBAI entre janeiro de 2018 e março de 2022.

As amostras foram enviadas pelos serviços hospitalares do CHU Habib Bourguiba e do CHU Hedi Chaker, por laboratórios privados e por clínicas periféricas da região.

Foram recolhidos dados sobre as caraterísticas epidemiológicas, os sinais clínicos e os diagnósticos suspeitos.

Todas as biópsias que não puderam ser lidas foram excluídas deste estudo.

2. Métodos

2.1. Biópsias cutâneas 2.1.1

Fase pré-analítica

Em caso de suspeita de DBAI, foram efectuadas duas biopsias cutâneas de cada doente, uma para estudo anatomopatológico e outra para estudo imunológico. As biópsias para DFI são efectuadas na pele peri-lesional, geralmente de pele saudável. As amostras são transportadas rapidamente à temperatura ambiente num frasco com soro fisiológico **(Figura 1A)**. Deve evitar-se a contaminação da biopsia com formalina. Uma vez recebidas, são armazenadas a -20°C até à sua utilização.

2.1.2 Secções em crióstato

®As secções de tecido são retiradas de biópsias de pele utilizando um crióstato (Leika):

-As biópsias são orientadas e fixadas utilizando um crióstato de gel de incorporação **(Figura 1B)** no suporte a uma temperatura de 50°C, evitando a formação de bolhas de ar **(Figura 1C)**.

-Após a congelação, as biópsias foram seccionadas com uma espessura de 4 µm na crio-barra a -21°C **(Figura 1D)**. As crio-secções foram fixadas em lâminas a uma taxa de 3 secções por lâmina. Para cada biopsia, foram preparadas 4 lâminas **(Figura 1E)**. A variação de temperatura entre o compartimento do crióstato e a temperatura ambiente (de -21°C a +25°C) assegura a fixação dos tecidos.

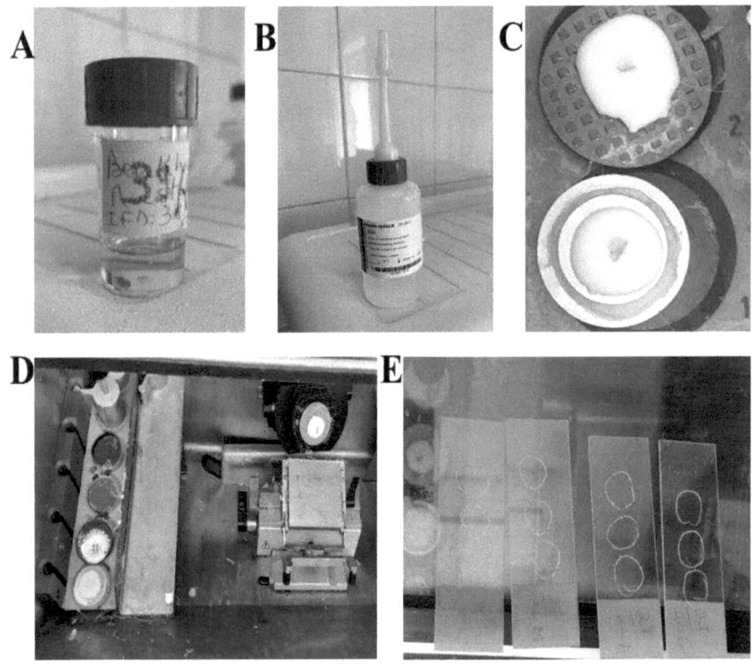

Figura 1: Secções criostáticas de tecido cutâneo:

(A) Frasco de soro fisiológico para onde é transferida a biópsia de pele; **(B)** Gel de inclusão em criostato; **(C)** Fixação de uma biópsia no suporte; **(D)** Seccionamento de biópsias com 4 µm de espessura; **(E)** Preparação de lâminas (4 lâminas para cada biópsia)

2.2. Imunofluorescência direta

2.2.1. Princípio

A IFD é uma técnica de marcação numa única etapa que permite a deteção de imunoglobulinas/complexos imunes (IgG, IgA e IgM) e fracções do complemento (C3) em tecidos utilizando Ac específicos (Ac policlonal anti-Ig humano) (IgG, IgA, IgM, C3) conjugados com um fluorocromo. O isotiocianato de fluoresceína (FITC), o fluorocromo mais comummente utilizado, produz uma fluorescência verde quando excitado por luz azul. A leitura é efectuada com um microscópio de fluorescência **(Figura 2)**.

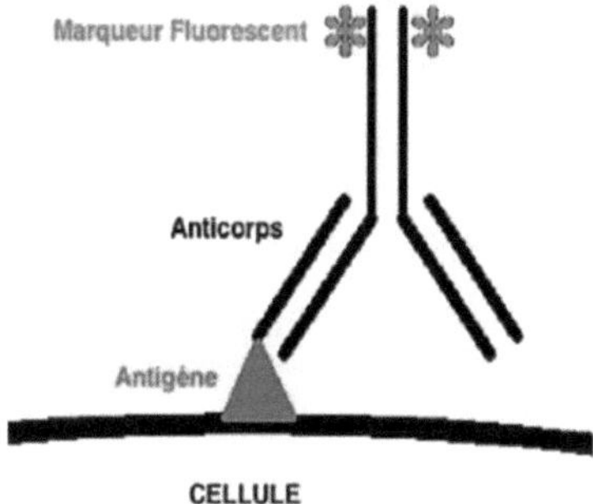

Figura 2: Princípio da imunofluorescência direta

2.2.2. Como funciona

®As lâminas de cada doente são colocadas numa câmara húmida; cada lâmina é utilizada para adicionar um tipo de Ac marcado (anti-IgG, anti-IgA, anti-IgM e anti-C3) (Euroimmun).

São adicionados 30 microlitros de Ac e incubados durante 30 minutos no escuro. As lâminas foram lavadas e imersas 2 vezes em tampão PBS. Procedeu-se a uma terceira lavagem de 10 minutos num tabuleiro, à qual foram adicionadas algumas gotas de azul de Evans. O passo final consistiu em montar as lâminas utilizando glicerol para manter e preservar a amostra.

2.2.3. Leitura

A leitura é feita com um microscópio de fluorescência, em baixa ampliação para localizar a biópsia e depois em alta ampliação (objetiva x400) para observar os aspectos.

Em primeiro lugar, é avaliada a qualidade dos cortes: a coesão entre a derme e a epiderme é verificada.

Uma biopsia é considerada negativa quando não existe fluorescência específica na epiderme ou na junção dermo-epidérmica (DEJ). Pode ser observada autofluorescência não específica na derme.

A positividade é reflectida por uma fluorescência específica na epiderme (aspeto em rede) para o grupo DBAI intra-epidérmico ou na JDE para o grupo DBAI sub-epidérmico.

2.3. Análise estatística

Os dados recolhidos foram analisados com recurso ao Microsoft Excel.

Resultados

Estudo descritivo

Das 770 biópsias recebidas durante o período de estudo, excluímos as biópsias não interpretáveis ou as enviadas no contexto de outras patologias que não a DBAI. Foram incluídas 334 biópsias **(Figura 3)**.

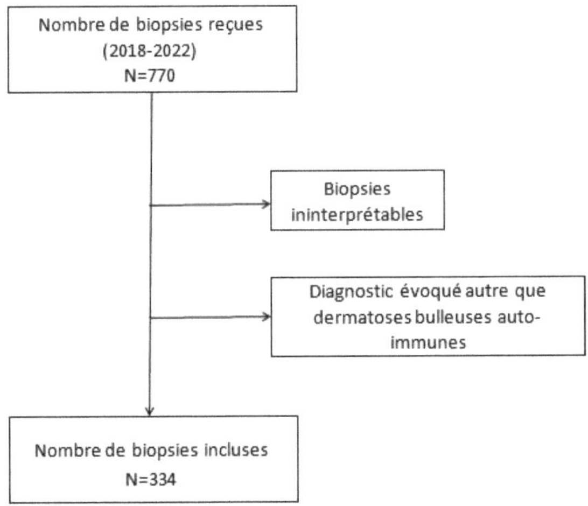

Figura 3: Critérios de seleção das biópsias incluídas no nosso estudo

1.1. Caraterísticas epidemiológicas

1.1.1. Idade

A idade média dos doentes era de 56,4 anos, com extremos que variavam entre 2 e 99 anos.

O grupo etário mais afetado foi o dos maiores de 70 anos (32% dos casos) **(Figura 4)**.

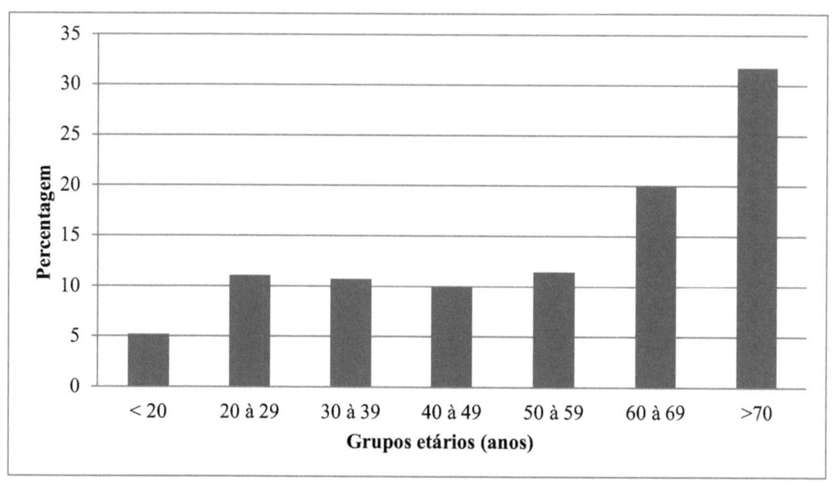

Figura 4: Repartição dos doentes por grupo etário

A DBAI subepidérmica parece afetar indivíduos mais velhos, com um pico em doentes com mais de 70 anos. A DBAI intra-epidérmica, por outro lado, afecta principalmente adultos jovens, com um pico em doentes com idades compreendidas entre os 40 e os 49 anos. A distribuição dos diagnósticos por grupo etário é **apresentada na Figura 5**.

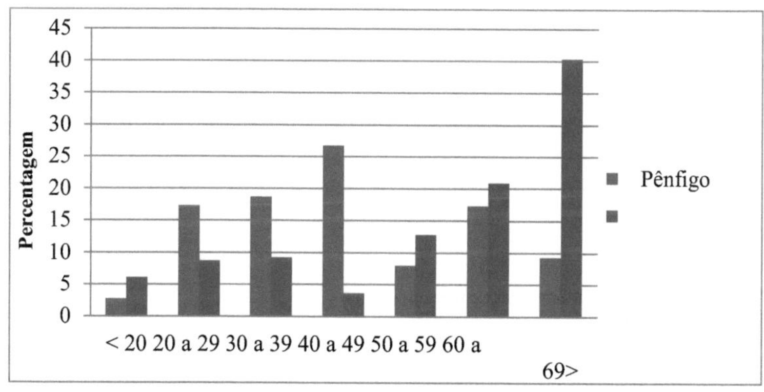

Figura 5: Repartição dos diagnósticos por grupo etário

1.1.2. Sexo

A distribuição global dos doentes por sexo revelou um predomínio do sexo feminino, com um rácio F/M de 1,7 **(Figura 6)**.

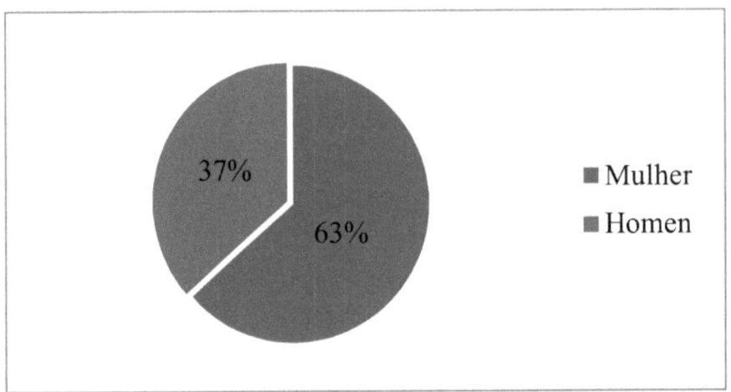

Figura 6: Repartição dos doentes por género

A população mais afetada foi a feminina, tanto para o DBAI intraepidérmico como para o subepidérmico, com taxas de 74,5% e 59,2%, respetivamente **(Figura 7).**

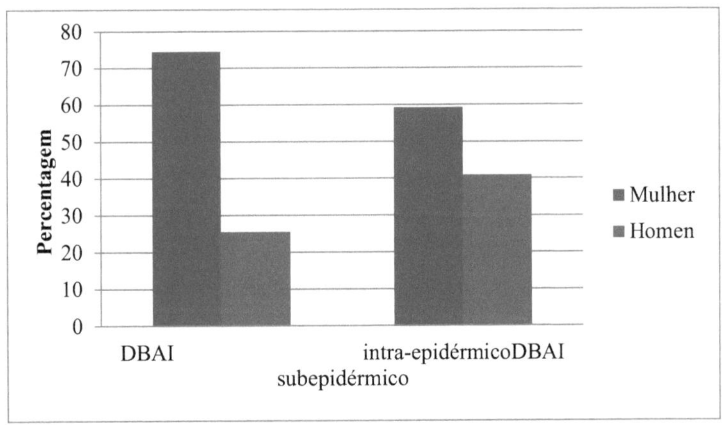

Figura 7: Repartição dos doentes por sexo e diagnóstico suspeito

1.2. Sinais clínicos

A distribuição dos sinais clínicos observados é apresentada **na Figura 8.** Os sinais clínicos mais frequentes foram o prurido (47%), as bolhas (38%) e as erosões (22%). As lesões estavam associadas entre si em 21% dos casos.

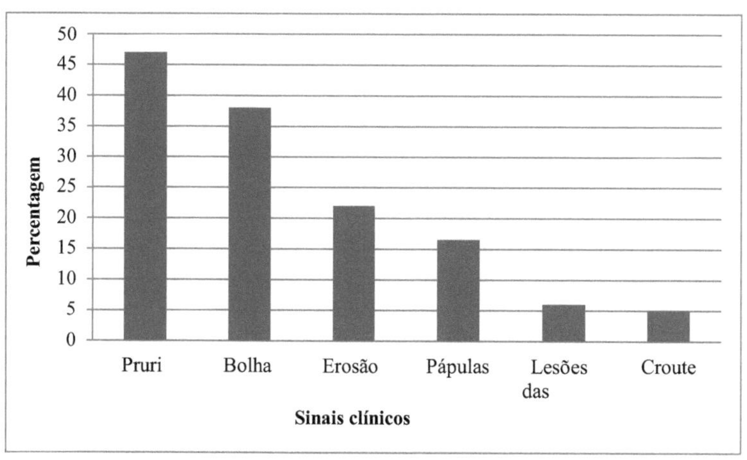

Figura 8: Os vários sinais clínicos observados nos nossos doentes

1.3. Suspeitas de diagnósticos clínicos

A análise das informações clínicas revelou que: **(Figura 9)**

-Duzentos e quarenta doentes (72%) foram referenciados por suspeita de **DBAI subepidérmica** (grupo dos penfigóides), incluindo várias patologias: penfigoide bolhoso, penfigoide cicatricial, penfigoide gestacional, dermatite herpetiforme, dermatose linear por IgA e epidermólise bolhosa adquirida.

-Noventa e quatro doentes (28%) foram referenciados por suspeita de **DBAI intra-epidérmica** (grupo pênfigo): pênfigo superficial, pênfigo vulgar, pênfigo paraneoplásico, pênfigo herpetiforme, pênfigo vegetante.

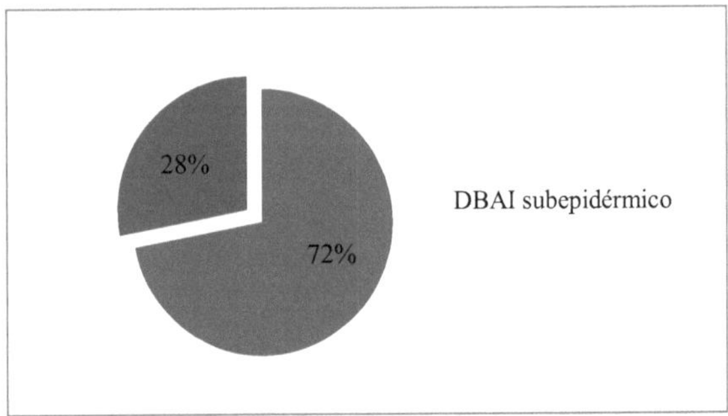

Figura 9: Repartição dos diagnósticos clínicos suspeitos nos doentes incluídos

A distribuição dos sinais clínicos de acordo com o diagnóstico é apresentada na **Tabela I**. O prurido e as bolhas foram os sinais mais frequentes no DBAI subepidérmico, com frequências de 59% e 40%, respetivamente, enquanto as erosões foram mais frequentemente observadas (49%) nos doentes com suspeita de DBAI intraepidérmico.

Tabela I: Distribuição dos sinais clínicos de acordo com o diagnóstico evocado

	DBAI subepidérmico (n= 240)		**DBAI intra-epidérmico (n= 94)**	
		N%		N%
Prurido	141	**59**	17	18
Croute	10	4	8	8,5
Erosão	28	12	46	**49**
Bolha	96	**40**	30	32
Pápula	41	17	14	15
Lesões das mucosas	7	3	14	15

1.4. Resultados de imunofluorescência direta

O DFI foi negativo em 56% dos casos e positivo em 44% (**Figura 10**).

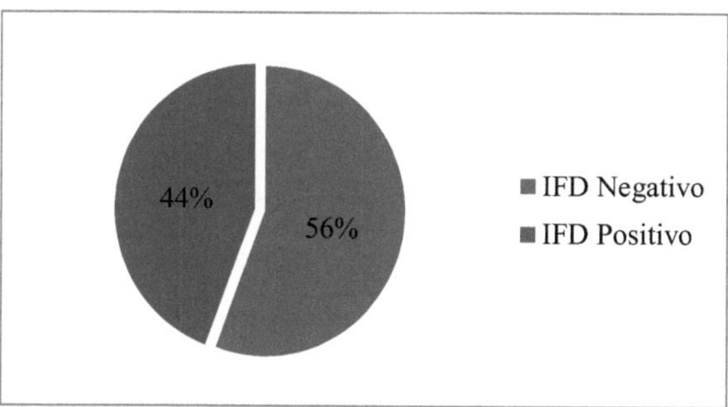

Figura 10: Resultados da DFI na nossa série

1.4.1. DFI negativo

Um DFI negativo, definido pela ausência de depósitos de Ig e de complemento na pele, foi observado em 186 casos, ou seja, 56% do número total de casos estudados.

O DFI foi negativo em 46 casos de pênfigo (49%) e em 140 casos de penfigoide (58%).

1.4.2. Positivo DFI

Um DTI positivo, indicando a presença de depósitos de Ig e/ou complemento na pele, foi registado em 148 casos, ou seja, 44% de todos os casos estudados.

O DFI foi positivo em 48 casos de pênfigo (51%) e em 100 casos de pênfigo (51%).

penfigoide (42%).

1.4.2.1. Tipo de depósito

Os diferentes depósitos observados são ilustrados na **figura 11**. Os depósitos de C3 e IgG foram os mais frequentemente observados (92% e 28%, respetivamente), enquanto os depósitos de IgA foram os menos frequentes (10%).

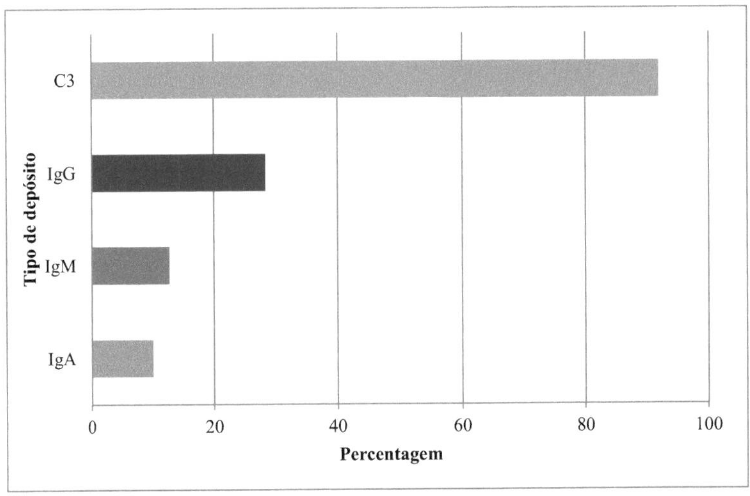

Figura 11: Natureza do depósito observado nas IFD positivas

-Na DBAI subepidérmica, os depósitos de C3 isolados foram os mais frequentemente observados, representando cerca de 2/3 dos casos. Os depósitos de C3 associados a IgG foram observados em 11% dos casos (**Figura 12**).

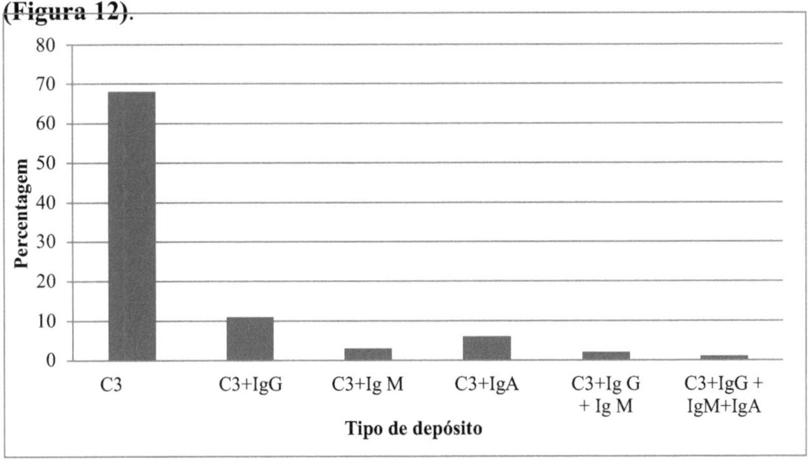

Figura 12: Os diferentes depósitos observados na IFD em DBAI subepidérmico

-Para o DBAI intra-epidérmico: o depósito mais frequentemente observado foi o de IgG associado à fração C3 do complemento (44%). Um depósito isolado de C3 foi observado em 21% dos casos e associado a IgM em 19% dos casos (**Figura 13**).

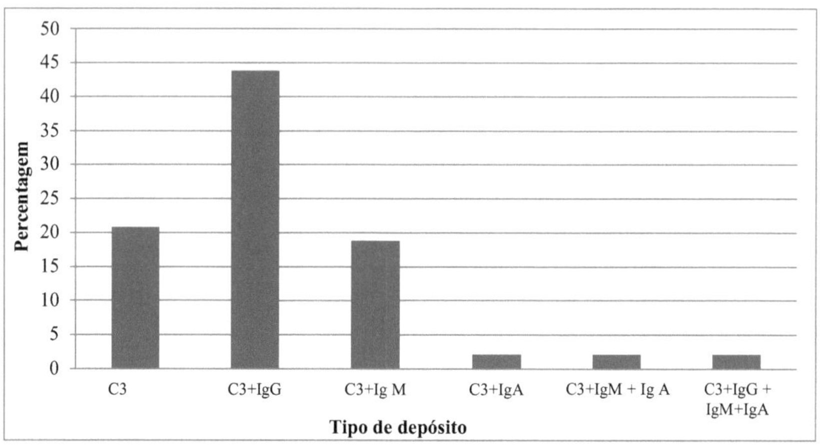

Figura 13: Os diferentes depósitos observados por DFI em DBAI intra-epidérmico

1.4.2.2. Localização e aspeto do depósito

O quadro II ilustra os diferentes tipos de depósitos observados e a sua localização.

-Foi observada u m a deposição intercelular localizada na epiderme em 40 doentes (27%). Em todos os casos, o aspeto era semelhante a uma malha.

-A deposição na EDJ foi observada em 102 doentes (69%). Este aspeto era linear em 72 doentes (70,5%) e granular em 30 doentes (29,5%).

-Quatro doentes (3%) apresentavam um depósito intra-epidérmico em forma de malha associado a um depósito na EDJ.

-Dois doentes (1%) apresentavam depósitos vasculares.

Quadro II: Diferentes aspectos dos depósitos observados na IFD e sua localização

<table>
<tr><th>Localização</th><th>Aspeto</th><th>Observação com um microscópio de fluorescência (X400)</th></tr>
<tr><td>Epiderme
(N=40 ; 27%)</td><td>Malha (N=40; 100%)</td><td>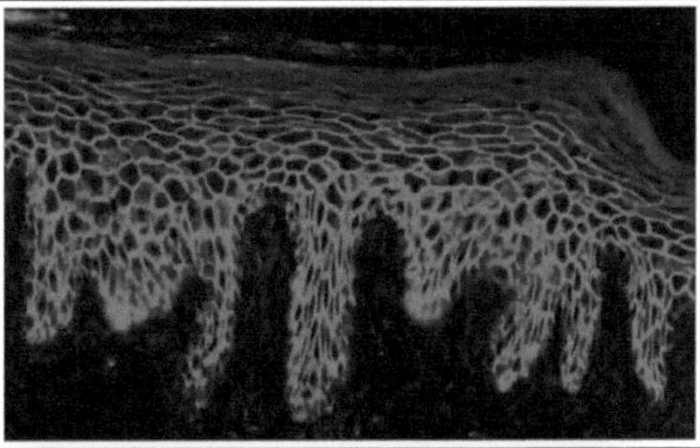</td></tr>
<tr><td rowspan="2">Junção dérmico-epidérmica
(JDE)
(N=102; 69%)</td><td>Linear
(N=72 ; 70,5%)</td><td>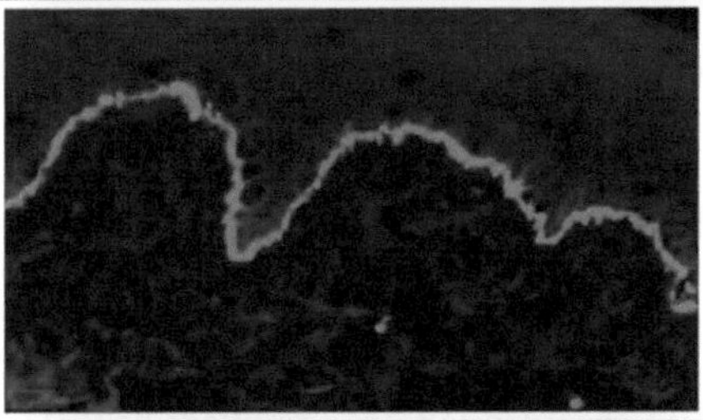</td></tr>
<tr><td>Granulado
(N=30; 29,5%)</td><td></td></tr>
<tr><td>Epiderme +JDE
(N=4 ; 3%)</td><td>-Malha de líquido+linear
(N=2 ; 50%)

-Malha de líquido+granular
(N=2 ; 50%)</td><td>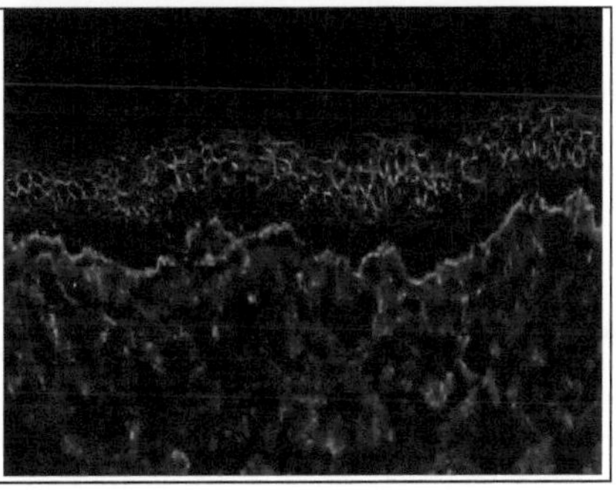</td></tr>
</table>

2. Estudo analítico

O estudo da associação entre o diagnóstico suspeito e os resultados da IFD é apresentado nas **Tabelas III e IV**.

O resultado da IFD é considerado consistente com o diagnóstico clínico se mostrar um depósito de C3, com ou sem Ig, localizado na JDE no caso da DBAI subepidérmica, e um depósito em forma de malha na epiderme constituído por Ig±C3 no caso da DBAI intra-epidérmica.

Globalmente, verificou-se uma concordância entre o resultado do DFI e o diagnóstico clínico em 90% dos casos. Esta concordância foi de 93% no DBAI sub-epidérmico e de 87,5% no DBAI intra-epidérmico.

Tabela III: Concordância entre o resultado do IFD e o diagnóstico clínico evocado

	IFD	N	%
DBAI intra-epidérmico (n=48)	Concordante	42	87,5
	Discordante	6	12,5
DBAI subepidérmico (n=100)	Concordante	93	93
	Discordante	7	7

Tabela IV: Resumo dos resultados da IFD de acordo com o diagnóstico clínico

	Depósito na JDE (N= 102)		Depósito em forma de rede na epiderme (N=40)		Depósito na JDE + epiderme (N=4)		Depósito vascular (N=2)		Total
	N	%	N	%	N	%	N	%	
DBAIintra	7	14,6	37	77	4	8,4	0	0	48
DBAIsous	95	95	3	3	0	0	2	2	100

Discussão

As dermatoses bolhosas auto-imunes (ABD) são um grupo heterogéneo de doenças com prognósticos variáveis. São DDAs órgão-específicas ligadas à produção de auto-Abs dirigidos contra as estruturas da epiderme ou da JDE.

A estrutura da pele é importante para compreender a fisiopatologia da DBAI.

1. Estrutura da pele

A pele é constituída por 3 partes sobrepostas **(Figura 14):**

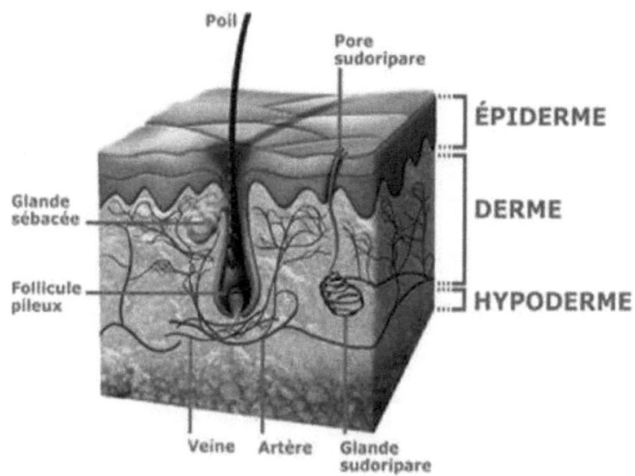

Figura 14: Ultra-estrutura da pele

- **A epiderme:** é a camada mais externa em contacto com o ar, constituída por camadas estratificadas de células, principalmente queratinócitos. A adesão celular entre dois queratinócitos adjacentes é assegurada pelo **desmossoma**. A epiderme está ligada à derme pela JDE.

  A epiderme é constituída por várias camadas: (i) a camada basal, que está em contacto direto com a JDE (a membrana basal) através de

hemidesmossomas, (ii) a camada espinhosa, (iii) a camada granulosa e (iv) a camada clara e a camada córnea, a parte mais superficial da epiderme **(Figura 15).**

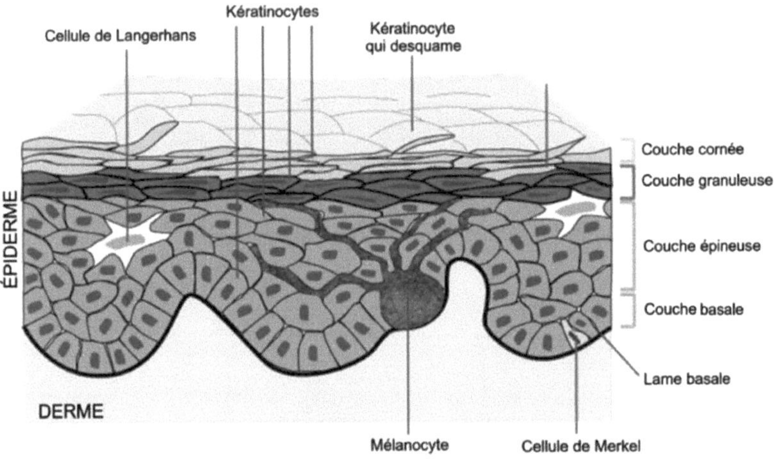

Figura 15: As diferentes camadas da epiderme

- **A derme:** ligada à epiderme pela membrana basal. É constituída por células, principalmente células imunitárias e fibroblastos, e por uma matriz extracelular (colagénio e fibras elásticas) que confere à pele a sua elasticidade. A derme contém também vasos sanguíneos, nervos e glândulas.
- **A hipoderme**: é a camada mais profunda da pele (6) e é um tecido conjuntivo frouxo, ricamente vascularizado, constituído principalmente por tecido adiposo, que actua como almofada protetora, isolamento e reservatório de energia.

Os desmossomas e os hemidesmossomas são junções de ancoragem que unem mecanicamente as células:

- **Desmossomas**

A coesão entre queratinócitos é fundamental para a organização e manutenção da arquitetura e das funções da epiderme. Os desmossomas, juntamente com outras estruturas, asseguram a coesão entre os queratinócitos.

O desmossoma é um complexo multimolecular constituído por glicoproteínas transmembranares pertencentes à família das caderinas desmossómicas (desmogleínas (Dsg) e desmocolinas (Dsc)), que formam a desmoglia, e por proteínas citosólicas; as plaquinas (desmoplaquinas (DP), plectina (PL), envoplaquina (ENV) e periplaquina (PPL)) e as proteínas de tatu (plakoglobina (PG) e plakophilins (PKP)) que formam a placa desmossómica (7,8).

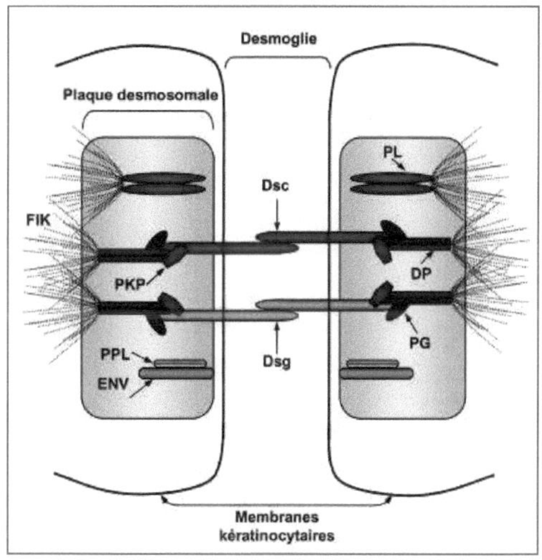

Figura 16: Estrutura molecular do desmossoma (8)

- **Hemidesmossomas**

A JDE forma uma zona de adesão entre a epiderme e a derme. Esta adesão é assegurada por hemidesmossomas, filamentos de ancoragem e fibrilas de ancoragem. Os complexos hemidesmossomas/filamentos de ancoragem permitem aos queratinócitos basais ancorarem-se na membrana basal, que é constituída por 2 lâminas: a lâmina lúcida e a lâmina densa (8,9) **(figura 17)**.

O hemidesmossoma é composto por vários tipos de proteínas: proteínas da placa hemidesmossómica (BP230 também conhecido como antigénio 1 do penfigoide bolhoso BPAG1) e plectina), proteínas transmembranares (integrina a6β4 e BP180) e proteínas associadas à membrana basal (laminina e colagénio tipo IV)(8).

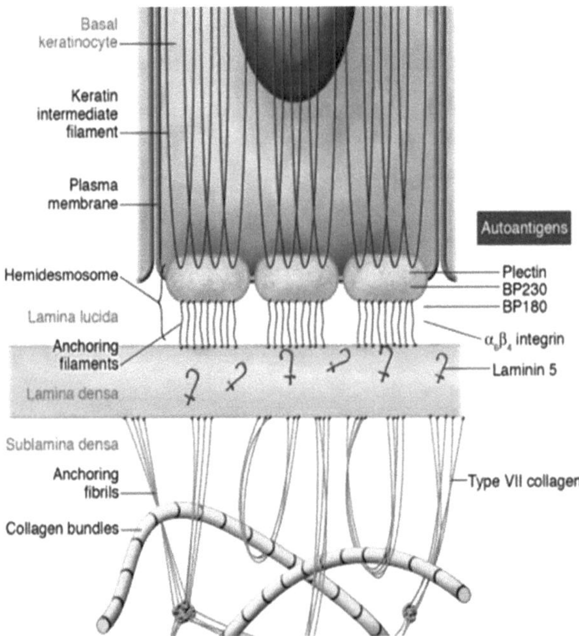

Figura 17: Estrutura do hemidesmossoma (10)

2. Dermatoses bolhosas auto-imunes

As DBAI são doenças auto-imunes específicas dos órgãos, caracterizadas pela produção de auto-Abs dirigidos contra estruturas da epiderme ou da junção JDE.

[ème]Estas condições foram descritas desde o final do século XIX. No entanto, só nos anos 60 é que a sua origem autoimune foi demonstrada, graças à descoberta de anticorpos anti-pele no soro dos doentes (11).

O diagnóstico preciso destas doenças baseia-se em critérios clínicos (presença de erosões e/ou bolhas cutâneas e/ou mucosas), histopatológicos e imunopatológicos (pesquisa de depósitos de Ig mais ou menos associados a depósitos da fração C3 do complemento na pele por IFD; e pesquisa de Ac anti-pele circulante por IFI ou técnicas ELISA).

Por conseguinte, é feita uma distinção entre:

2.1 DBAI subepidérmico

A DBAI subepidérmica caracteriza-se pela perda de adesão dermo-epidérmica devido à alteração de um dos componentes da JDE (geralmente ao nível dos hemidesmossomas) por auto-Ac. A DBAI subepidérmica compreende várias entidades **(quadro V).**

-Epidemiologicamente, a maioria dos autores tem relatado um predomínio da doença em pacientes com idade superior a 70 anos (13,17,18). Os nossos resultados são consistentes com esta literatura.

-Clinicamente, o quadro é dominado por prurido e bolhas. Estas últimas são tensas com um conteúdo claro e são frequentemente de grandes dimensões (11).

Quadro V: As diferentes dermatoses bolhosas auto-imunes (DBAI)

DBAI intra-epidérmico	DBAI subepidérmico
- Pênfigo vulgar	-Penfigoide bolhoso
-Pênfigo vegetativo	-Penfigoide cicatricial
-Pemphigus foliaceae (das quais pemphigus	-Penfigoide gestacional
eritematoso)	-Dermatose bolhosa linear IgA
-Pênfigo herpetiforme	-Dermatite herpetiforme
-Pênfigo paraneoplásico	-Epidermólise bolhosa adquirida
Pênfigo -IgA	
- Pênfigo induzido	

2.2 DBAI intra-epidérmico

ADBAI intra-epidérmica (ou o grupo do pênfigo) caracteriza-se pela perda de coesão dos queratinócitos devido à alteração dos desmossomas pelo auto-Ac. O grupo do pênfigo inclui várias entidades **(quadro V).**

-Epidemiologicamente, a maioria dos estudos refere uma predominância feminina da doença (12-15). A nossa série é consistente em termos de rácio entre os sexos. O pênfigo do sul da Tunísia é uma entidade mundialmente conhecida, caracterizada pelo predomínio do pênfigo eritematoso em mulheres jovens, frequentemente de origem rural (16).

Clinicamente, a DBAI intra-epidérmica caracteriza-se por bolhas intra-epidérmicas muito fugazes. Estas bolhas rompem-se facilmente, devido à sua fragilidade, dando lugar a erosões dolorosas (11).

No nosso estudo, realizámos um estudo descritivo retrospetivo para investigar os resultados observados com a DFI, a fim de avaliar a contribuição desta técnica para o diagnóstico de DBAI.

3. O valor da IFD no diagnóstico de DBAI

A IFD, uma técnica de marcação numa só etapa, permite a deteção de depósitos de Ig (IgG, IgA ou IgM) e/ou fracções do complemento (C3) em tecidos utilizando Ac policlonal (Ig anti-humana) conjugado com um fluorocromo (FITC).

O desempenho diagnóstico da IFD é influenciado pelas condições pré-analíticas da amostra. Por conseguinte, para garantir um resultado fiável, é sempre necessário assegurar que a biópsia de pele recebida é de boa qualidade (amostra retirada de pele peri-lesional, enviada sem fixação e, idealmente, antes de qualquer tratamento).

A DFI desempenha um papel importante no diagnóstico da DII. É útil para diferenciar as dermatoses bolhosas auto-imunes das dermatoses de mecanismo não imunológico (19).

No âmbito do DBAI, podem ser observados dois aspectos no IFD:

-Marcação intercelular em favo de mel no epitélio, que é muito comum na DBAI intra-epidérmica.

-Marcação linear ou granular da membrana basal, que está frequentemente presente na DBAI subepidérmica (11).

Os depósitos de Ig estão geralmente associados a C3.

No entanto, a IFD fornece apenas informações limitadas sobre o(s) antigénio(s) alvo. Assim, dependendo da natureza do depósito de Ig e/ou complemento, da sua localização e da aparência observada, pode ser necessária uma investigação adicional para determinar o(s) alvo(s) antigénico(s) e refinar o diagnóstico (2).

3.1 DBAI subepidérmico

Em doentes com suspeita de DBAI subepidérmica, a DFI foi positiva em 42% dos casos. Os resultados da DFI foram consistentes com o diagnóstico clínico suspeito em 93% dos casos, revelando um depósito linear ou granular de C3 e/ou Ig na JDE. Este aspeto é compatível com o que tem sido descrito na literatura (11).

Na nossa série, os depósitos isolados de C3 foram os mais frequentemente observados, representando 68% dos casos. Depósitos de C3 associados a IgG foram observados em 11% dos casos.

Na literatura, a sensibilidade do DFI no DBAI subepidérmico varia entre 80% (penfigoide cicatricial) e 100% (penfigoide bolhoso) (20), desde que a técnica DFI seja seguida. No entanto, esta sensibilidade pode ser modificada por determinados parâmetros:

-A idade da doença: numa fase muito precoce da doença, o DTI pode ser negativo ou positivo apenas para C3. Após algumas semanas, podem aparecer depósitos de IgG no DTI.

-Local da biópsia: o local recomendado é a pele peribulbar.

- A terapêutica com corticosteróides a longo prazo pode distorcer a interpretação do DFI.

No entanto, a especificidade da DFI é inferior à sua sensibilidade. De facto, certos DBAI subepidérmicos têm geralmente o mesmo aspeto na DFI (penfigoide bolhoso, penfigoide cicatricial, epidermólise bolhosa adquirida e penfigoide gravídico) (5,19).

Do mesmo modo, o lúpus pode ter um DFI semelhante. Por conseguinte, é essencial comparar dados clínicos (idade, aparecimento de lesões cutâneas, evolução), biológicos, histológicos e DFI (aparecimento, natureza e intensidade dos depósitos).

ème A dermatite herpetiforme e a dermatose linear por IgA são mais sugestivas na IFD (depósitos de IgA na parte superior das papilas dérmicas no primeiro caso e ao longo da JDE no segundo caso).

⇨ Assim, o DFI é um teste essencial para o diagnóstico de DBAI subepidérmico, mas os dados que fornece permanecem limitados para diferenciar subgrupos. Este facto sugere a necessidade de utilizar testes adicionais e de comparar os resultados do DFI com dados clínicos e histológicos.

3.2 DBAI intra-epidérmico

Em doentes com suspeita de DBAI intra-epidérmico, a IFD foi positiva em 51% dos casos. Os resultados da IFD foram consistentes com o diagnóstico de pênfigo em 87,5% dos casos. O aspeto observado foi o de um depósito intercelular em forma de rede de Ig ± C3 na epiderme. Este aspeto é consistente com a literatura (11).

Na nossa série, o depósito mais frequentemente observado foi o de IgG associado à fração C3 do complemento (44%). Um depósito isolado de C3 foi observado em 21%.

Um DFI positivo tem um valor diagnóstico importante em casos de suspeita de pênfigo.

Se o DFI for realizado em condições óptimas (colheita de amostras na pele peri-bolhosa, boa conservação, etc.), a sua sensibilidade à fase de estado ou à forma ativa da doença pode situar-se entre 85% e 90% (20).

A DBAI intra-epidérmica compreende essencialmente o pênfigo profundo (vulgar ou vegetans), o pênfigo superficial (foliáceo, eritematoso, herpetiforme) e outras formas específicas mais raras (paraneoplásica, induzida, IgA).

A DFI não distingue geralmente as formas superficiais e profundas da doença, uma vez que os depósitos estão frequentemente presentes tanto nas camadas profundas como nas camadas superficiais da epiderme. O pênfigo paraneoplásico, por outro lado, é uma forma rara da doença, frequentemente associada a proliferações malignas, particularmente hemopatias linfóides (15,21).

O aspeto na DFI é bastante sugestivo, mas não patognomónico: associação de depósitos intra-epidérmicos de Ig ± C3 com depósitos na JDE. Observámos este aspeto em 4 dos nossos doentes com suspeita de pênfigo paraneoplásico.

Também deve ser notado que um depósito de fração C3 isolada pode ser observado em muitas dermatoses inflamatórias não específicas (11).

⇨ O DFI desempenha um papel fundamental no diagnóstico do DBAI intra-epidérmico, dado o polimorfismo clínico e histológico e a fase precoce da sua positividade.

Quando os depósitos são constituídos por IgG e C3 (e IgA no caso do pênfigo IgA) na epiderme, o aspeto é fortemente sugestivo de pênfigo.

A figura 18 resume os diferentes tipos de depósitos e a sua localização de acordo com o diagnóstico clínico.

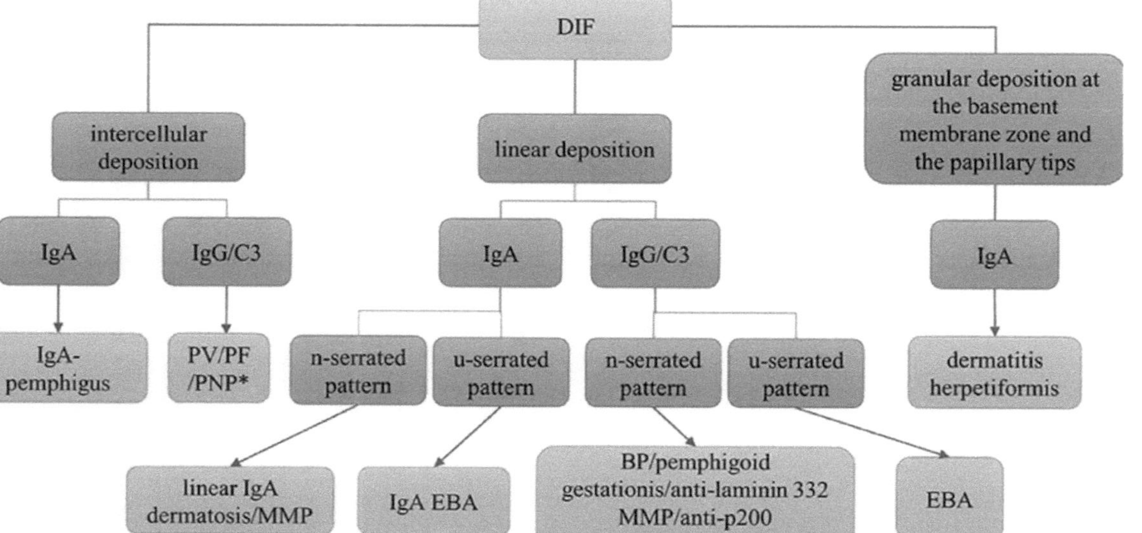

Figura 18: Diagrama de síntese dos dados das IFD (natureza e localização do repositório) nos principais DBAI

Conclusão

As dermatoses bolhosas auto-imunes (ABD) são doenças auto-imunes específicas da pele e das membranas mucosas. Caracterizam-se pela deposição de complemento Ig ± na epiderme, alterando a coesão dos queratinócitos (ABID intra-epidérmica: grupo do pênfigo), ou na junção dermo-epidérmica (ABID sub-epidérmica: grupo do penfigoide).

A apresentação clínica da DBAI é polimorfa. O diagnóstico baseia-se em provas clínicas, histopatológicas e imunológicas.

erèmeOs objectivos deste estudo foram descrever os resultados observados com a imunofluorescência direta (IFD) nos vários DBAIs em 1 e estudar a contribuição desta técnica para o diagnóstico dos DBAIs sub e intra-epidérmicos em 2 .

Por esse motivo, realizamos um estudo descritivo retrospetivo durante um período de janeiro de 2018 a março de 2022 em biópsias de pele recebidas no laboratório de imunologia do CHU Habib Bourguiba Sfax por suspeita de DBAI. Um depósito de Ig ± complemento foi procurado por IFD usando Ig Ac policlonal anti-humano (IgG, IgA, IgM, C3) conjugado a um fluorocromo.

Foram incluídos 334 doentes divididos em 94 casos (28%) com suspeita de DBAI intra-epidérmica e 240 casos (72%) com suspeita de DBAI subepidérmica. O DFI foi positivo em 148 doentes (48 casos de pênfigo e 100 casos de penfigoide).

Os nossos resultados mostram que :

- ⇨ Epidemiologicamente, todos os doentes eram predominantemente do sexo feminino. O pênfigo foi predominante em mulheres com idades compreendidas entre os 40 e os 49 anos, enquanto o penfigoide foi predominante em indivíduos com mais de 70 anos.

⇨ Imunologicamente, o DFI foi positivo em 44% dos casos de DBAI, sendo 51% no grupo do pênfigo e 42% no grupo do penfigoide. Houve concordância entre o resultado do DFI e o diagnóstico clínico suspeito em 90% dos casos.

Nos casos de suspeita de DBAI subepidérmica, os resultados da DFI foram consistentes com o diagnóstico clínico suspeito em 93% dos casos, revelando um depósito linear ou granular de C3 e/ou Ig na EDJ.

Nos casos de suspeita de DBAI intra-epidérmica, os resultados da DFI foram consistentes com o diagnóstico de pênfigo em 87,5% dos casos. A aparência mais frequentemente observada foi a de um depósito intercelular em forma de rede de Ig ± C3 na epiderme.

Os nossos resultados confirmam que a DFI tem um papel importante a desempenhar no diagnóstico da DBAI, permitindo a diferenciação da DBAI intra-epidérmica da DBAI sub-epidérmica. No entanto, os dados que fornece continuam a ser limitados em termos de diferenciação entre a maioria dos subgrupos de DBAI sub e intra-epidérmicos. Assim, os dados DFI devem ser sempre comparados com os dados clínicos e histológicos para melhor orientar outros exames complementares.

Referências

1. Bonnotte B. Mecanismos patogénicos das doenças auto-imunes. Vol. 25, Revue de Medecine Interne. Elsevier Masson SAS; 2004. p. 648-58.

2. Witte M, Zillikens D, Schmidt E. Diagnóstico de doenças auto-imunes com bolhas. Front Med. 2018;5:296.

3. Hofmann SC, Juratli HA, Eming R. Dermatoses auto-imunes bolhosas. JDDG J der Dtsch Dermatologischen Gesellschaft. 2018;16(11):1339-58.

4. Sinha P, Sandhu S, Bhatia JK, Anand N, Yadav AK. Análise da utilidade da imunofluorescência direta no diagnóstico de condições dermatológicas comuns mediadas pelo sistema imunitário. J Mar Med Soc. 2020;22(1):44.

5. Menzinger S, Frassati-Biaggi A, Fraitag S, Leclerc-Mercier S. Imunofluorescência direta em dermatologia: principais indicações. Rev Francoph des Lab. 2019;2019(508):48–55.

6. Yousef H, Alhajj M, Sharma S. Anatomia, Pele, Epiderme. 2022.

7. Emily Joo E, Yamada KM. Cell Adhesion and Movement. Células estaminais Biol Tissue
Eng Dent Sci. 2015;61-72.

8. Mouquet H. O papel do autoantigénio nas doenças auto-imunes: estudo da desmogleína 1 no curso do pênfigo O papel do autoantigénio nas doenças auto-imunes: estudo da desmogleína 1 no curso do pênfigo. 2006;100.

9. Borradori L, Sonnenberg A. Structure and Function of Hemidesmosomes: More Than Simple Adhesion Complexes (Estrutura e Função dos Hemidesmossomas: Mais do que Simples Complexos de Adesão). J Invest Dermatol. 1999;112(4):411-8.

10. Hertl M, Eming R, Veldman C. T cell control in autoimmune bullous skin disorders. J Clin Invest. 2006;116(5):1159-66.

11. Humbel L. Autoanticorpos e autoantigénios na pele. J Am Acad Dermatol.

12. Marazza G, Pham HC, Schärer L, Pedrazzetti PP, Hunziker T, Trüeb RM, et al. Incidência de penfigoide bolhoso e pênfigo na Suíça: um estudo prospetivo de 2 anos. Br J Dermatol. 2009;161(4):861-8.

13. Alpsoy E, Akman-Karakas A, Uzun S. Variações geográficas na epidemiologia de duas doenças bolhosas auto-imunes: pênfigo e penfigoide bolhoso. Arch Dermatol Res. 2015 maio 1;307(4):291-8.

14. Zaraa I, Kerkeni N, Ishak F, Zribi H, El Euch D, Mokni M, et al. Espectro das dermatoses bolhosas auto-imunes na Tunísia: Um estudo de 11 anos e uma revisão da literatura. Int J Dermatol. 2011;50(8):939-44.

15. Basu K, Chatterjee M, De A, Sengupta M, Datta C, Mitra P. Um estudo clinicopatológico e de imunofluorescência de doenças imunobolhosas intraepidérmicas. Indian J Dermatol. 2019;64(2):101.

16. Bastuji-Garin S, Turki H, Mokhtar I, Nouira R, Fazaa B, Jomaa B, et al.Possível

relação do pênfigo tunisino com os cosméticos tradicionais: um estudo de caso-controlo multicêntrico. Am J Epidemiol. 2002;155(3):249-56.

17. Heng LC, Phoon YW, Pang SM, Lee HY. Penfigoide e pênfigo: análise comparativa da epidemiologia clínica, curso e resultado em um Centro Médico Acadêmico Asiático. Australas J Dermatol. 2021.62(2):e288-90.

18. Buch AC, Kumar H, Panicker NK, Misal S, Sharma YK, Gore CR. Um estudo transversal de imunofluorescência direta no diagnóstico de dermatoses imunobolhosas. Indian J Dermatol. 2014;59(4):364.

19. Diercks GF, Pas HH, Jonkman MF. Imunofluorescência de doenças bolhosas auto-imunes. Surg Pathol Clin. 2017;10(2):505-12. 20. Ghohestani RF, Novotney J, Chaudhary M, Agah RS. Penfigoide Bolhoso: Do. 2001

21 Tull TJ, Benton E. Immunobullous disease. Clin Med. 2021.21(3):162.

Resumo :

As dermatoses bolhosas auto-imunes (ABD) são doenças auto-imunes específicas da pele e das membranas mucosas. Caracterizam-se pela deposição de complemento Ig ± na epiderme, alterando a coesão dos queratinócitos (ABID intra-epidérmica), ou na junção dermo-epidérmica (ABID sub-epidérmica).

[erème]O nosso objetivo foi descrever os resultados observados com a imunofluorescência direta (IFD) nos vários BIAD a 1 e estudar o contributo desta técnica para o diagnóstico dos BIAD a 2 .

Realizámos um estudo descritivo retrospetivo durante um período de janeiro de 2018 a março de 2022 sobre biópsias de pele recebidas no laboratório de imunologia do Hospital Universitário Habib Bourguiba Sfax por suspeita de DBAI (n=334).

Nos casos de suspeita de DBAI subepidérmica, a DFI foi positiva em 42% dos casos. Os resultados da DFI foram consistentes com o diagnóstico clínico suspeito em 93% dos casos, revelando um depósito linear ou granular de C3 e/ou Ig na EDJ.

Nos casos de suspeita de DBAI intra-epidérmico, o DFI foi positivo em 51% dos casos. Os resultados da DFI foram consistentes com o diagnóstico de pênfigo em 87,5% dos casos. A aparência mais frequentemente observada foi a de um depósito intercelular em forma de rede de Ig ± C3 na epiderme.

Os nossos resultados confirmam que a DFI tem um papel importante a desempenhar no diagnóstico de DBAI, permitindo a diferenciação entre DBAI intra-epidérmico e DBAI sub-epidérmico. A natureza e a localização dos depósitos orientam outras investigações, a fim de determinar o(s) alvo(s) antigénico(s) e aperfeiçoar ainda mais o diagnóstico.

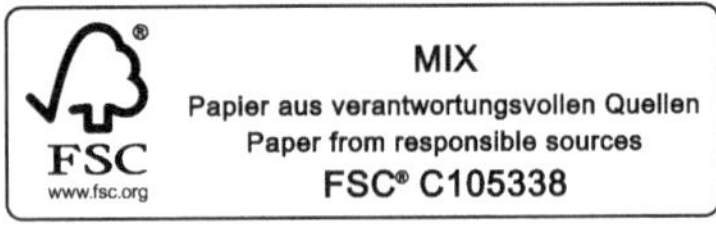

Printed by Books on Demand GmbH, Norderstedt / Germany